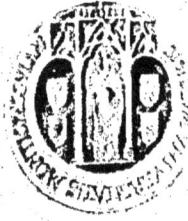

DE

L'HYSTÉRIE PULMONAIRE

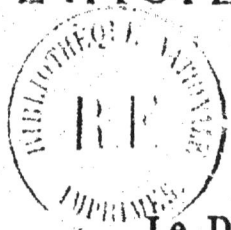

PAR

Le Docteur Jean NICOLAÏ

MONTPELLIER
IMPRIMERIE CENTRALE DU MIDI
Hamelin Frères

1900

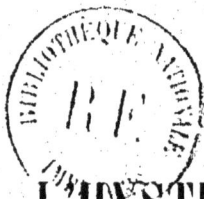

DE

L'HYSTÉRIE PULMONAIRE

PERSONNEL DE LA FACULTÉ

MM. VIALLETON............ Doyen
HAMELIN (✽)............ Assesseur

PROFESSEURS

Hygiène.......................................	MM. BERTIN-SANS(✽).
Clinique médicale............................	GRASSET (✽).
Clinique chirurgicale........................	TEDENAT.
Clinique obstétricale et gynécologie	GRYNFELTT.
Thérapeutique et matière médicale............	HAMELIN (✽).
Clinique médicale............................	CARRIEU.
Clinique des maladies mentales et nerveuses.......	MAIRET (✽).
Physique médicale............................	IMBERT.
Botanique et histoire naturelle médicale	GRANEL.
Clinique chirurgicale........................	FORGUE.
Clinique ophtalmologique.....................	TRUC.
Chimie médicale et pharmacie.................	VILLE.
Physiologie..................................	HEDON.
Histologie...................................	VIALLETON.
Pathologie interne...........................	DUCAMP.
Anatomie	GILIS.
Opérations et appareils......................	ESTOR.
Microbiologie................................	RODET.
Médecine légale et toxicologie	SARDA.
Clinique des maladies des enfants.............	BAUMEL.
Anatomie pathologique........................	N...
Id.	Bosc (Ch. du c.)

Doyen honoraire : M. MAIRET (✽).
Professeurs honoraires : MM. JAUMES, DUBRUEIL, (✽) PAULET (O ✽).

CHARGÉS DE COURS COMPLÉMENTAIRES

Accouchements........................	MM. PUECH, agrégé.
Clinique ann. des mal. syphil. et cutanées..	BROUSSE, agrégé.
Clinique annexe des maladies des vieillards.	VIRES, agrégé.
Pathologie externe.....................	LAPEYRE, agrégé.
Pathologie générale	RAYMOND, agrégé.

AGRÉGÉS EN EXERCICE :

MM. BROUSSE	MM. de ROUVILLE	MM. GALAVIELLE
RAUZIER	PUECH	RAYMOND
LAPEYRE	VALLOIS	VIRES
MOITESSIER	MOURET	IMBERT
BOSC	DELEZENNE	H. BERTIN-SANS

M. H. GOT, secrétaire.

EXAMINATEURS DE LA THÈSE :
{ MM. GRASSET, président.
MAIRET.
RAUZIER.
VIRES.

DE

L'HYSTÉRIE PULMONAIRE

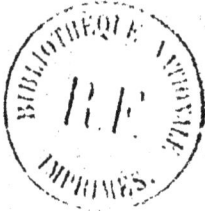

PAR

Jean NICOLAÏ

Docteur en médecine

Ex-interne des hôpitaux d'Alger et de Bône

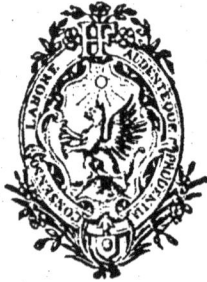

MONTPELLIER
IMPRIMERIE CENTRALE DU MIDI
HAMELIN FRÈRES

—

1900

A MON PÈRE ET A MA MÈRE

A MES FRÈRES

A MA SŒUR ET A MON BEAU-FRÈRE

A MES BELLES-SŒURS

A MES NEVEUX

A TOUS MES PARENTS

A MES AMIS

J. NICOLAÏ.

INTRODUCTION

Cette curieuse maladie, à laquelle on a donné le nom vague
et indéfini d'« Hystérie » et que Sydenham comparait fort
justement à un véritable Protée qui se présente sous autant
de couleurs que le caméléon, nous a vivement intéressé dès le
début de nos études médicales par la multiplicité de ses manifestations et la diversité de ses formes. Les sujets à romans
qu'en ont tiré beaucoup d'auteurs connus, contemporains,
l'histoire des grands événements démoniaques du moyen âge
et du XVIIIe siècle, sa fréquence énorme dans notre société
actuelle où nous en coudoyons à chaque moment les différents
types, quelques observations personnelles que nous avons eu
l'occasion de faire dans le cours de notre existence d'étudiant,
nous ont particulièrement encouragé dans l'étude de cette
névrose et nous ont donné l'idée de consacrer notre thèse à
une connaissance plus approfondie d'une de ses manifestations
les moins fréquentes et les moins connues: l'*Hystérie pulmonaire ;* nous avons eu le rare bonheur d'en observer trois
cas: un de nos excellents confrères, M. le docteur Thieux,
ancien interne des hôpitaux de Marseille, a eu la grande ama-
bilité de nous faire parvenir l'observation d'une de ses malades ; M. le professeur agrégé Rauzier a bien voulu nous
communiquer trois faits inédits.

Nous avons tenu surtout à faire ressortir l'existence in-

déniable d'une hémoptysie essentiellement nerveuse, complètement indépendante de toute tare tuberculeuse. La tâche,
faut-il l'avouer, nous a paru délicate : sans doute, malgré les
formes multiples de l'hystérie, on peut prétendre trouver à
ce Protée une individualité scientifique grâce à la réunion de
quelques traits cliniques. Mais la question se complique sin-
gulièrement quand chez un hystérique avéré il s'agit d'affir-
mer la nature nerveuse d'un symptôme commun à d'autres
affections, car nous devons toujours songer, comme l'a dit fort
bien M. le professeur Josserand, que, « si l'hystérie simule
beaucoup de choses, elle en dissimule peut-être davantage,
grâce à la propension naturelle du médecin à tout lui attribuer dans les cas où il la découvre. » Il nous a semblé pourtant pouvoir dégager des quelques observations publiées sur
ce sujet des signes capables par leur coexistence d'assurer
un diagnostic ferme et précis. Notre travail s'appuie en effet
non seulement sur nos constatations personnelles, mais aussi
sur toutes celles qui ont été relatées et que nous avons jugé
à propos pour ce motif de résumer. Puisse notre modeste
appoint contribuer à mettre plus en relief un syndrome clinique dont l'analogie avec un des principaux symptômes de
la tuberculose pulmonaire a exposé à tant d'erreurs de diagnostic.

Mais, avant d'entrer dans le développement de notre sujet,
nous avons un devoir, — bien agréable et bien doux, du reste,
— à remplir vis-à-vis des maîtres qui nous ont aidé de leurs
conseils et de leur sympathie d.   nos études médicales.

A M. le professeur Grasset, nous adressons l'expression de
notre plus vive reconnaissance et de notre plus respectueuse

sympathie. Nous sommes heureux et fier de la consécration qu'il donne à nos études en nous faisant l'honneur d'accepter la présidence de notre thèse; nous emportons le regret, en quittant la Faculté de Montpellier, de n'avoir pu assister plus souvent et plus longtemps à son brillant enseignement clinique.

M. le professeur agrégé Rauzier a été d'une extrême bienveillance à notre égard et nous a permis d'enrichir notre modeste travail de trois observations qu'il a eu l'occasion de recueillir dans sa clientèle : ses précieux conseils nous ont fort utiles : nous lui en exprimons toute notre gratitude.

Que nos maîtres de l'Ecole d'Alger, MM. les professeurs Brüch et Cochez, M. le professeur Vincent, chez lequel nous avons appris les premiers éléments de chirurgie ; nos excellents et distingués chefs de service, MM. Rey et Caussidou, chez lesquels nous avons fait une année d'internat, reçoivent nos meilleurs remerciements : nous avons surtout une grande dette de reconnaissance à l'égard de deux éminents et regrettés membres de l'Ecole d'Alger, MM. Gros et Caussanel, l'un professeur de clinique médicale, pour nous avoir initié aux secrets de l'auscultation, l'autre professeur de clinique des maladies des enfants, pour nous avoir honoré d'une bienveillance et d'une amitié que seule devait faire disparaître sa mort mystérieuse !

Nous ne pouvons pas ne pas nous rappeler la douceur et l'obligeance de M. le professeur Trabut, qui nous a soigné avec tant de science pour la variole que vous avions contractée dans notre période d'internat médical.

Et nous sommes heureux, en terminant, d'adresser un salut

et un souvenir à cette jolie et coquette ville de Bône, où nous avons passé dix-huit mois charmants. Nous garderons toujours la meilleure souvenance de notre séjour à l'hôpital de cette ville pour avoir trouvé auprès de nos chefs de service le plus sympathique accueil. Nos remerciements à MM. les docteurs Quintard, Selve, Boude et Amor, et surtout à notre excellent maître et ami, le docteur Petrolacci, qui, par son talent et son extrême serviabilité, a su conquérir tant de sympathie auprès de ses internes et de ses clients.

A MM. les docteurs Martin et Deshayes, médecins de l'Infirmerie municipale d'Alger; Aubert et Salvan, médecins de colonisation, nous nous permettons de rappeler la sympathie qui nous a unis et l'amitié qu'il nous ont témoignée.

DE

L'HYSTÉRIE PULMONAIRE

DÉFINITIONS ET ÉTIOLOGIE

L'hystérie pulmonaire a reçu des noms différents suivant les auteurs qui ont eu l'occasion d'en parler. Legrand du Saulle et Grasset ont adopté le terme de pseudo-tuberculose hystérique.

D'autres ne distinguant que le symptôme principal ont décrit « l'Hémoptysie hystérique »; c'est elle en effet qui nous frappe et nous émeut, c'est elle qui donne à la manifestation névropathique tout son intérêt et toute son importance : mais les signes secondaires sont complétement négligés, alors qu'ils sont parfois indispensables pour assurer le diagnostic.

Nous avons donc préféré adopter le terme plus général d'Hystérie pulmonaire, comme on a adopté celui d'hystérie gastrique pour l'hématémèse d'origine nerveuse.

Les hémaptysies nerveuses surviennent dans les deux sexes : Laurent et Voisin n'en ont observé que chez des hommes, mais elles atteignent plus souvent l'élément féminin qui, comme on le sait, est plus fréquemment influencé par la névrose.

Quoiqu'on en ait observé chez des jeunes filles qui n'étaient pas encore réglées et chez des femmes qui avaient dépassé la ménopause (observation de Trousseau), les hémoptysies se manifestent plus particulièrement vers l'âge de la puberté ; leur apparition coïncide d'ailleurs souvent avec l'établissement des menstrues.

Nous ne pouvons citer toutes les causes occasionnelles qui président à l'éclosion de ces hémorragies : les émotions morales, la peur, les chagrins, la colère, le traumatisme, l'aménorrhée, nous semblent avoir été les principales dans les diverses observations que nous avons parcourues.

La grande cause déterminante est l'hystérie, que celle-ci soit nettement confirmée ou qu'elle ne se traduise que par quelques stigmates : nous admettons cependant, et en cela nous sommes d'accord avec quelques auteurs, que l'hémoptysie se rencontre surtout dans les formes de l'hystérie à attaques convulsives, comme si celles-ci avaient une influence prépondérante sur la production de l'hémorragie.

Nous renvoyons au chapitre de la Pathogénie pour les rapports de l'hémoptysie survenue avec les troubles menstruels.

HISTORIQUE

Nous nous sommes souvent demandé, en compulsant les divers traités écrits sur l'Hystérie, si l'hystérie pulmonaire n'a pas dû être souvent méconnue et considérée plutôt comme le symptôme d'une tuberculose : nous avons été amené à cette idée par la rareté des communications et écrits se rapportant à cette manifestation particulière. Et cependant l'hystérie si fréquente à notre époque, a sévi avec une grande intensité à certains moments de notre histoire : les beaux travaux de Charcot et Richer sur les «Démoniaques dans l'art» de M. Gilles de la Tourette dans les monographies intéressantes de quelques grandes névrosées du moyen âge nous ont initié à quelques-uns des drames qui se sont déroulés autrefois : ces drames ont eu pourtant leurs historiens, mais nulle part nous ne trouvons d'indications sur les hémoptysies nerveuses.

L'ouvrage de Pomme (*Traité des vapeurs*, 1760-1782) est le premier qui fasse mention de divers cas qualifiés nettement d'hémoptysies hystériques : l'auteur en fait, d'ailleurs, un supplément des menstrues, il les attribue à « l'impétuosité du sang qui reflue de l'utérus vers les vaisseaux pulmonaires et provoque ainsi des ouvertures par lesquelles le sang s'échappe avec plus ou moins de vigueur par la contraction des vaisseaux et nerfs de la matrice. »

Nous ne devons pas omettre cependant l'observation d'une guérison de vomissements de sang chez une femme, par Carré de Montgiron (1717) dans son curieux ouvrage sur les miracles accomplis au tombeau de l'archidiacre Paris.

On ne trouve plus aucune mention d'hémoptysie hystérique jusqu'aux travaux que suscitèrent sur la névrose divers concours proposés vers 1840 par l'Académie de médecine ; mais on se contente de consigner et d'admettre les relations du crachement de sang et de l'hystérie, sans les expliquer ni montrer leur importance. Joseph Franck (*Pathologie médicale*, 1842) reconnaît que quelquefois « les passions de l'âme et les autres stimulations données par le cerveau et les parties génitales favorisent la pneumorragie. »

Dans le tome I de sa *Clinique médicale*, Trousseau fait ressortir la fréquence des hémorragies hystériques et relate l'observation d'une vieille dame de ses amies qui avait présenté dans sa jeunesse des crachements de sang abondants sans que « l'examen attentif des organes fasse découvrir chez elle aucune lésion de l'appareil circulatoire et respiratoire. »

Mais ce n'est réellement qu'avec Debove (1882) que la question est bien étudiée, au point de vue de son importance clinique : dans sa communication à la Société de médecine de Paris, Debove relate l'observation de trois hystériques qui avaient provoqué des erreurs de diagnostic de la part des médecins qui les avaient soignées : l'une avait été jugée phtisique par les meilleurs médecins de Paris et d'Allemagne, une autre désespérée du pronostic fatal d'un professeur de la Faculté, s'était retirée à la campagne où le changement d'existence avait amené une guérison rapide.

Camus et Voisin (*Archives de Neurologie*, 1888), Laurent relatent les observations du même genre. Enfin Huchard, Josserand, Strümpell apportent leur contribution à l'étude de ce syndrome et font ressortir l'utilité de sa connaissance en apportant des exemples des erreurs de diagnostic auxquelles peut donner lieu la grande névrose simulatrice.

Nous sommes heureux de pouvoir apporter à notre tour sept faits du même genre à ce trop succint contingent, et d'essayer de synthétiser les conclusions développées par chacun des auteurs pour présenter de cette manifestation clinique une étude d'ensemble.

SYMPTOMATOLOGIE

Nous avons éprouvé de très fortes difficultés à essayer de synthétiser les faits rapportés par divers observateurs, pour présenter de l'hystérie pulmonaire une symptomatologie exacte et pour ainsi dire pathognomonique : ses caractères sont, en effet, très variables, suivant les malades, et se prêtent peu à leur réduction en un type général.

L'abondance des hémoptysies est diverse : nos trois malades ont des crachements de sang plutôt fréquents qu'abondants : Une des malades de M. le professeur Rauzier a eu trente-cinq hémoptysie en trois mois et demi, et presque toutes ont été fort prononcées. Dans la majeure partie des cas la quantité du liquide expectoré est assez abondante, et constituerait même, d'après Tostivint, un caractère clinique important pour le diagnostic différentiel avec les hémoptysies tuberculeuses qui sont bien moins fortes.

Leur apparition est irrégulière : parfois elles viennent immédiatement après les crises dont elles semblent former la phase terminale, à moins qu'elles ne constituent la crise elle-même : c'est du moins ainsi que nous interprétons ces cas où le malade est agité, inquiet, et ne retrouve son calme qu'après que l'hémoptysie s'est produite.

D'autres fois, elles en sont absolument indépendantes. Elles peuvent se reproduire tous les jours pendant des semaines, ou bien revenir périodiquement, tous les mois ou tous les ans. Quand elles surviennent plusieurs fois par jour, elles sont généralement moins abondantes et se produisent à intervalles réguliers. La malade qui fait le sujet de notre troisième observation eut des hémoptysies deux fois par jour, à heures fixes, pendant huit jours.

L'étudiant en médecine observé par Debove avait tous les ans des poussées congestives. Cette périodicité et cette ténacité de l'hémoptysie sont très importantes à connaître, car dans mainte circonstance leur présence permettra d'éliminer, avec juste raison, l'idée d'une manifestation de phtisie.

Le sang est expectoré facilement, sans effort et sans bruit; ou bien, et c'est d'ailleurs ce que nous avons constaté dans la majorité des observations, il s'accompagne de toux. Cette toux peut être quinteuse, sèche, monotone, avoir en un mot les caractères de la toux hystérique de Lasègue; elle précède alors l'expectoration et persiste toute la journée, ou bien elle se réduit à une simple quinte expiratoire précédant l'hémoptysie et est produite par l'arrivée du sang dans l'arrière-gorge. Ces différents signes nous permettront de différencier l'hémoptysie hystérique de l'hématémèse de même nature qui est toujours silencieuse, et de l'hémoptysie tuberculeuse toujours précédée de quintes pénibles.

Le sang est rouge, rarement aéré et spumeux, coagulable, et ne contient ni fibres élastiques, ni bacilles.

Les sueurs nocturnes ne sont pas rares chez les malades atteints d'hémoptysies hystériques, elles constituent même une des causes d'erreur de diagnostic les plus fréquentes. Elles proviennent de l'anorexie dont ceux-ci sont ordinairement les victimes, et de la défectuosité de leur alimentation ; elles disparaissent rapidement avec un régime alimentaire approprié et avec le traitement de la dyspepsie. Elles sont moins abondantes que celles des tuberculeux et ne constituent pas comme chez ceux-ci la phase terminale d'un accès de fièvre.

Mais ce sont surtout les signes pulmonaires qui prêtent à confusion et qui ont été toujours à incriminer dans les erreurs de diagnostic : c'est, en effet, d'après les constatations données par l'auscultation qu'une des malades de Debove parut avoir le poumon droit farci de tubercules, et qu'une des nôtres fut jugée perdue par deux praticiens distingués. L'inspection du thorax ne donne aucun renseignement.

La percussion indique souvent une submatité aux deux sommets, submatité qu'Huchard attribue à une contraction des masses musculaires excitées par la percussion et que nous expliquons d'une façon identique à cause de la sensibilité très vive, de l'hyperesthésie qu'on constate en certains points de la poitrine chez ces malades.

L'auscultation donne, suivant les malades, des signes négatifs ou des râles de congestion très nombreux survenant surtout après l'hémoptysie : l'abondance de ces râles, leur ressemblance parfaite avec des râles sous-crépitants expliquent qu'un professeur à la Faculté de médecine de Paris ait pu, après des praticiens très distingués d'Allemagne, les attribuer à une phtisie avancée. L'erreur eût été probablement évitée, si ces médecins avaient pu suivre l'évolution de la maladie au lieu d'être bornés à un simple examen ; ils auraient constaté, ce qui est un caractère pathognomonique de ces symptômes respiratoires, leur fugacité et leur rapidité à disparaître d'un moment à l'autre : c'est là, en effet, un signe constant et précieux qui permet l'appréciation exacte des phénomènes constatés.

Certains auteurs ont également noté de la polypnée, le malade de Tostivint avait même des accès de dyspnée violente, d'autres ont observé de l'affaiblissement de la respiration. La température est le plus souvent normale. Tostivint et Carre, Petit et Debove l'ont vu anormale chacun une fois, sans en préciser le degré exact. Mais les meilleurs symptômes sont constitués par les stigmates de la malade : que ces stigmates soient accompagnés d'une hystérie franche ou

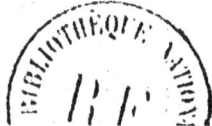

fruste, ils doivent être toujours recherchés avec soin, seuls, ils sont véritablement concluants.

Pour nous résumer, nous pouvons dire que le diagnostic doit se baser sur la réunion de plusieurs symptômes, chacun pris à part, ayant une valeur clinique insuffisante pour imposer un diagnostic; que l'esprit doit être surtout porté sur la présence de stigmates hystériques, sur la fugacité des phénomènes respiratoires et sur l'état général. Celui-ci, en effet, ne se modifie pas d'une façon aussi profonde qu'on le croirait à la suite des pertes de sang parfois abondantes et répétées: ce n'est point cet amaigrissement progressif, cette perte de forces, cette déchéance physique qui aboutissent à la consomption tuberculeuse, c'est un état assez marqué d'anémie tenant moins aux hémorragies qu'à l'anorexie et à la chlorose, dont sont atteintes la plupart de nos malades: — quelques-uns se ressentent même fort peu de leurs hémoptysies et, malgré 35 hémoptysies considérables, une des malades de M. le professeur Rauzier n'avait pas beaucoup changé: cette persistance d'un bon état général est très importante à noter, car elle nous mettra souvent sur la voie de la névrose.

OBSERVATIONS

Observation I

(PERSONNELLE)

Louise X..., aujourd'hui âgée de vingt-huit ans, à Alger. Père, d'origine sémite, mort à cinquante-quatre ans (?), a présenté des signes manifestes de nervosité et amené une existence fort agitée. Mère morte jeune de suites de couches.

Trois frères, dont l'un souffrait dès l'âge de quinze ans d'accès de migraine et de troubles gastriques.

Antécédents personnels. — Louise n'a eu dans son enfance aucune maladie sérieuse. Élevée dans un couvent, choyée par sa famille, elle était expansive et capable de succès scolaires brillants ; mais tendance à l'apathie, émotivité excessive.

Réglée à treize ans, jamais de régularité dans le flux menstruel.

Elle se marie à dix-huit ans, et devient veuve à vingt et un ans sans avoir eu d'enfants, mais après avoir eu deux fausses couches de trois et cinq mois ; elle ne fut pas heureuse en ménage et eut à supporter les caprices d'un mari brutal, jaloux et adonné aux plaisirs, son existence devint un véritable martyre pendant les six derniers mois que son mari passa au lit, terrassé par la phtisie pulmonaire : cette cohabitation de tous les instants, les soins assidus qu'elle donna jusqu'au dernier jour, les exigences auxquelles elle eut à se soumettre, ébranlèrent fortement sa santé.

Le jour même de l'agonie de son mari, elle fut prise de tremblements nerveux qui s'achevèrent en une grande attaque convulsive : l'hystérie était franchement déclarée chez elle, et les crises, d'abord très fréquentes, ne la quittèrent jamais complètement. Fortement anémiée, souffrant de points névralgiques disséminés sur tout le corps, notamment sur la paroi thoracique, ayant du dégoût pour les aliments, Louise effraya sa famille par des crachements de sang, parfois assez abondants, qu'elle eut à cette époque quatre ou cinq fois par jour ; l'idée d'une contagion tuberculeuse fut admise, et la malade, après avoir consulté deux médecins qui n'osèrent se prononcer, vint en France passer huit mois ; le rétablissement fut complet, et permit le retour en Algérie et la reprise de la vie normale.

A vingt-deux ans elle épouse un jeune homme dont elle était devenue amoureuse et mène une existence très heureuse avec lui : l'état nerveux persiste ; les crises sont très espacées, mais reviennent tous les six à sept jours, surtout à la suite de contrariétés et de fatigues provoquées par une vie mondaine un peu trop active.

État actuel. — Quelques mois après son mariage, nous avons l'occasion de voir Louise et de pouvoir la suivre d'une façon attentive.

Louise est grande, forte, élancée, brune : son visage, d'un ovale très pur et très régulier, est un peu pâle, mais de cette pâleur « physiologique » des climats tropicaux. Elle est très gaie, fort intelligente, et aime beaucoup la distraction.

L'appétit est capricieux, elle s'alimente d'une façon irrégulière, n'aimant que les mets fortement épicés ; toutefois l'appareil digestif est en bon état, et les digestions, quoique un peu lentes, se font normalement.

Louise présente en moyenne une attaque convulsive par jour et cette attaque évolue d'une façon franchement hystérique ; un quart d'heure, vingt minutes avant l'accès, Louise devient inquiète, soucieuse, elle « sent » sa crise : bientôt, en effet, une boule semble se détacher du flanc gauche, monte à l'épigastre et vient provoquer au larynx une sensation affolante de suffocation : à ce moment perte de connaissance, phase tonique avec contracture généralisée de tous les muscles volontaires, puis, phase de convulsions cloniques. Le réveil survenait au bout d'une demi-heure, d'une heure, de deux heures parfois, amenant une lassitude extrême, une céphalalgie sourde, un peu d'hypocondrie : la pression ovarienne ne parvenait pas à arrêter l'attaque, elle semblait plutôt l'exaspérer, alors que la pression sous-mamelonnaire gauche avait une influence inhibitoire notable.

Trois fois pendant les cinq mois que nous vîmes la malade, les crises s'accompagnèrent d'attaques de sommeil somnambulique, pendant lesquelles Louise, s'imaginant redevenue jeune fille, causait avec celui qui était auprès d'elle, qu'elle prenait pour un de ses frères : ce dernier pouvait converser d'une façon très sensée avec elle, et, par des questions adroitement posées, se faire raconter de la malade tout ce qui l'intéressait. Toutefois, nous avons constaté que certaines questions étaient laissées sans réponse ; nous en avons conclu que Louise ne disait que ce qu'elle voulait. La durée de ce sommeil était variable, une fois Louise resta douze heures dans cet état et se réveilla toute seule.

Un jour elle nous fit constater qu'elle crachait du sang, et nous apprit en même temps que ce phénomène s'était déjà présenté à son premier veuvage : le matin et le soir, mais plus souvent dans l'après-midi, ces hémoptysies survenaient sans cause, sans gêne, jamais d'une façon abondante, et le sang qui les composait était rouge et acre : parfois une petite quinte de toux les précédait, toux sèche, agaçante et monotone : — ces quintes furent bientôt remplacées par des crises de hoquet survenant après l'ingestion des aliments ou des boissons, ces spasmes des muscles inspirateurs duraient de quinze à trente minutes, et n'étaient calmés que par du sirop de menthe : le hoquet ne disparut qu'au bout d'un mois, mais l'hémoptysie persista : à la percussion ni à l'auscultation nous ne pûmes trouver une explication à ces crachements hémoptoïques que nous attribuâmes à l'état franchement hystérique de la malade ; au bout de trois mois ils avaient disparu.

Pendant l'apparition de ces divers phénomènes, la santé de Louise ne s'était pas modifiée, et lui permettait la vie mondaine avec ses diverses excitations. L'appétit lui-même se modifia avantageusement.

Quant aux troubles nerveux que nous constatâmes, ils étaient l'indice d'une hystérie à allures franches : il y avait sur certaines parties du corps, notamment sur les jambes, des plaques d'anesthésie dont la malade n'avait aucune perception et qu'elle fut fort étonnée de nous voir piquer assez profondément sans qu'elle souffrit ni que le sang coulât : pareille anesthésie siégeait sur la plupart des muqueuses, excepté sur les lèvres, sur la langue, et sur les fosses nasales : les organes des sens était normaux.

A la région ovarique, au-dessous du mamelon gauche, le long de la colonne vertébrale, il y avait des points d'hyperes- thésie qui agaçaient d'ailleurs souvent la malade.

Louise a eu depuis un état de santé satisfaisant : seules les crises ont persisté.

Actuellement rien n'est à signaler, et, malgré quelques événements malheureux survenus dans l'intervalle, les cra- chements de sang n'ont plus reparu.

Observation II

(PERSONNELLE)

Jeanne P..., aujourd'hui âgée de trente ans.

Père et mère vivants, grand-père mort à quatre vingt-quinze ans ; a plusieurs frères et sœurs, tous en bonne santé.

Antécédents personnels. — N'a eu aucune maladie dans son enfance : impressionnable et volontaire, réglée à qua- torze ans ; à dix-neuf ans, ses parents veulent la marier à un jeune homme qu'elle n'aime pas : elle résiste avec opiniâtreté, et, devant l'insistance de sa famille, s'embarque à l'improviste pour Alger, rejoindre une tante qui tenait un fonds de mer- cerie. Les émotions violentes par lesquelles elle avait passé, les fatigues du voyage, l'accueil un peu froid de sa parente, se traduisirent bientôt par de violentes attaques convulsives qui effrayèrent la tante: un médecin appelé rassura cette dernière et diagnostica l'hystérie. Les crises étaient fréquentes ; elles étaient provoquées par la moindre contrariété. Jeanne fait à cette époque la connaissance d'un jeune homme, qu'elle quitte assez rapidement, préférant une existence plus variée: deux ans après elle tombe amoureuse d'un de nos amis, étudiant en médecine, et c'est dans cette période de dix mois qu'ils passent ensemble que nous eûmes l'occasion de la soigner.

Jeanne présentait les zones hystérogènes très développées, et la pression même superficielle de l'une d'elles (ovaire, sein gauche, vertex) suffisait à provoquer une attaque.

Les muqueuses de l'arrière-gorge, de l'œil, étaient anesthésiées.

La vue était bonne.

Les attaques étaient celles d'une hystérie franche et normale.

Elle avait le caractère fort changeant, plutôt enclin à la gaieté et au plaisir; de taille moyenne, elle était un peu maigre mais bien portante.

L'appétit était nul. Jeanne avait souvent des nausées, des envies de vomir, et ne s'alimentait qu'imparfaitement ; ce défaut de nourriture modifia bientôt sa santé et amena chez elle de l'anémie avec des battements de cœur, des essoufflements rapides, surtout à la montée des escaliers ; des vomissements alimentaires survinrent et se compliquèrent bientôt de crachements de sang. Cet état nous alarma et nous voulûmes nous adresser à un de nos maîtres, mais Jeanne s'y refusa d'une manière énergique, ne voulant pas, disait-elle être condamnée une seconde fois; elle nous apprit, en effet, que, sitôt son arrivée à Alger, elle avait présenté des symptômes analogues et que deux praticiens qui l'avaient vue à quelques jours d'intervalle avaient diagnostiqué une phtisie pulmonaire.

N'osant enfreindre les désirs de la malade, nous procédâmes avec notre ami à un examen minutieux qui nous rassura : Jeanne en effet n'avait pas de fièvre, toussait fort peu et d'une façon intermittente ; elle avait jusqu'à trois et quatre hémoptysies par jour, elle venait d'avoir ses règles assez abondamment ; habituellement ses crachements de sang remplissaient un demi-verre par jour : jamais l'analyse bactériologique (deux fois) ne fut positive.

A l'inspection du thorax, rien d'anormal.

A la percussion, submatité au sommet droit, vibrations normales.

A l'auscultation, des points localisés de râles de congestion.

Ces divers signes pulmonaires disparurent subitement au bout de cinq jours, laissant la malade dans le même état de prostration et de fatigue ; nous essayâmes de modifier l'état digestif, et, comme Jeanne présentait assez fréquemment des attaques de sommeil qui semblaient remplacer ses crises, notre ami eut l'idée de l'endormir et de la faire manger dans cet état ; l'expérience réussit merveilleusement, le dégoût des aliments disparut, l'appétit revint et Jeanne put reprendre une existence plus active et plus en rapport avec ses goûts. Les hémoptysies s'amendèrent sans disparaître, et ce n'est que quatre mois après qu'elles cessèrent.

Malgré la séparation qui survint, nous pûmes avoir des nouvelles continues de Jeanne et nous apprîmes qu'un an après elle menait une existence très irrégulière, sans que sa santé eût été modifiée.

Depuis nous l'avons complètement perdue de vue et nous ignorons ce qu'elle est devenue.

Observation III

X..., âgée de vingt-deux, ans domestique, entrée dans le service de M. Moreau, à l'hôpital de Mustapha; père mort à quarante-huit ans, probablement alcoolique; mère morte en couches; a deux sœurs dont l'une morte à trente-deux ans, présentant toutes deux un état névropathique manifeste avec crises convulsives.

N'accuse aucune affection dans ces antécédents personnels, a eu des engorgements ganglionnaires à quatorze ans.

La malade, grande, forte, paraît peu intelligente et très faible de caractère; elle n'a jamais rien présenté au point de vue nerveux, ni migraines, ni changement de caractère, ni crises, cependant des stigmates hystériques existent, les zones hyperesthésiques sont manifestes, surtout la zone paraovarienne.

A la fin de février 1900, bronchite aiguë avec toux; des hémoptysies surviennent dans le cours de l'affection, généralement deux fois par jour, pendant huit jours, à heures fixes, quatre et huit heures. Le médecin qui la soigne pense à une tuberculose commençante et constatant des crépitations à un des sommets pulmonaires, l'envoie à l'hôpital. Mais pendant son séjour tous les symptômes ont disparu et nous n'avons pu faire aucune constatation. Cette observation est ainsi malheureusement incomplète; il nous aurait fallu la possibilité de surveiller la malade pendant quelques mois. Toutefois cette fugacité des signes d'auscultation, la périodicité de l'hémoptysie et la conservation de l'état général nous ont paru suffisants pour éliminer le diagnostic de phtisie et imposer celui d'hystérie pulmonaire.

Observation IV

(M. le professeur RAUZIER. — Inédite)

Cette observation est particulièrement intéressante, elle nous permet de constater chez la personne qui en fut l'objet 35 hémoptysies en trois mois et demi.

X..., âgée de quarante-huit ans, parents morts âgés, mère morte à cinquante-deux ans de pertes de sang ; a perdu une sœur de trente-deux ans de la même maladie.

A eu une grossesse et deux avortements faciles ; a fait une chute qui a déterminé une scoliose ; soumise à de fortes fatigues, elle a eu des malheurs qui ont provoqué en elle des crises d'hystérie ; elle avait déjà eu des hémoptysies à huit ans à la suite d'une émotion.

Elle ressentit, le 15 janvier 1882, à la suite d'un refroidissement, une très forte névralgie trifaciale à exacerbations irrégulières.

Un jour la malade crache du sang en grande quantité : à l'auscultation un des sommets paraît suspect, mais peut-être la respiration sifflante qu'on y remarque tient-elle seulement à une compression produite par la scoliose. La malade présente également un état de surexcitation nerveuse avec des tremblements, de la céphalalgie, un rire nerveux continuel, une agitation constante.

Le 8, nouvelle hémoptysie abondante avec forte excitation : auscultation négative ; elle est soumise à une médication qui s'adresse à sa névralgie autant qu'à ses crachements de sang, mais l'excitation est peu amendée. Ses règles surviennent dans cet intervalle.

Le 17, nouvelle hémoptysie pendant la nuit : on trouve quelques râles sous-crépitants dans la fosse sous-épineuse gauche et à la base droite.

Le 18, quelques crachats sanguinolents sont rendus.

Excitation toujours persistante : le 25, la malade a un accès de dyspnée dans l'après-midi et dans la nuit.

Dans la nuit du 26 au 27, hémoptysie violente qui remplit un plein crachoir de sang.

Le 29, survient après un refroidissement la perte de la voix : la respiration est gênée, la toux apparaît : la malade est dans un accablement prononcé, présente de l'anorexie absolue, et a déliré pendant une demi-journée.

7 avril. — L'agitation a été intense : dans la nuit, à une heure du matin, hémoptysie intense qui se répète jusqu'à l'heure de la visite : les règles sont survenues.

Le 9 avril, quelques crachements de sang, la malade est déprimée, a les yeux convulsés et une anesthésie généralisée : elle parle avec peine, pousse des gémissements, est sensible à la pression ovarienne, mais ne sort pas de sa torpeur ; cet état dure jusqu'au 12.

Le 13, pendant la nuit, hémoptysie.

Le 14, nouveau crachement de sang malgré ergotine.

Le 22 et le 24, hémoptysie.

Le 30 et le 31, la malade crache du sang en abondance : il semble que l'approche des règles augmente la quantité de l'expectoration.

Le 1ᵉʳ et le 2 juin, hémoptysies répétées : la respiration est rude dans la fosse sous-épineuse gauche.

La malade présente de nouveau de l'abattement, de l'indifférence à ce qui se passe autour d'elle, et de l'hémianesthésie gauche.

Le 7 et le 9, hémoptysie dans la nuit, elle se répète plus abondamment dans les nuits du 17, du 23, du 27, 28 et 29.

Au commencement de juillet, la malade voit son excitation augmenter, au point de simuler la folie : le 3, elle a trois hémoptysies.

M. le professeur Rauzier revoit cette femme en juillet 1889, et constate un état de santé excellent : aujourd'hui elle porte gaiement ses soixante ans.

Observation V

(M. le professeur RAUZIER. — Inédite)

X.. , religieuse, âgée de vingt-huit ans.

Père mort fort jeune d'une affection thoracique aiguë. Mère morte jeune (?). A eu la typhoïde à l'âge de sept ans, a fait une chute sur le côté droit, il y a un an et demi, en souffre souvent depuis, n'a jamais craché de sang.

Depuis dix-huit jours, elle tousse beaucoup ; la toux est sèche, fréquente, quinteuse, sans expectoration ni hémoptysies, accompagnée parfois de vomissements. Étouffements survenant pendant la nuit, et dyspnée produite par le moindre effort. Douleurs thoraciques disséminées et mobiles. A la percussion, rien au poumon, l'auscultation révèle quelques râles sous-crépitants aux deux bases.

La langue est sèche, l'appétit nul ; à maintes reprises apparaissent des frissons, puis de la chaleur pendant la journée.

Souffle léger au premier temps à l'artère pulmonaire.

Le 13, la malade assure avoir craché du sang à plusieurs reprises depuis un mois. La toux persiste, les vomissements sont fréquents, mais aucun signe de faiblesse ou d'épuisement ne se constate ; râles aux bases des poumons. Malgré l'ergotine, les hémoptysies sont quotidiennes et fréquentes, la toux est toujours aussi agaçante.

Le 20, la malade se lève, crache quelques gorgées de sang et se trouve soulagée. Les règles sont revenues.

Le diagnostic porté est celui d'hémoptysie probablement d'origine nerveuse et peut-être supplémentaire.

Les menstrues sont peu abondantes, elles ne durent que deux jours, les crachements de sang persistent, ainsi que la toux, mais avec moins d'intensité. L'appétit est revenu, l'état général est excellent. La malade a constaté que tous les jours, à cinq heures, elle avait des frissons et une hémoptysie ; cette régularité, un moment dissipée, revient quelques jours après ; les frissons sont plus violents, la toux, l'agitation et la céphalalgie sont également plus prononcées ; à ce moment, quoiqu'elle n'ait pas maigri, la malade présente de l'abattement, une lassitude générale, et des allures nervosiques manifestes (changements bizarres d'humeur, rit ou pleure très facilement).

M. le professeur Grasset, appelé en consultation, hésite entre l'hémorragie d'origine palustre et celle d'origine névropathique.

Le départ de Montpellier, le changement de séjour, amènent la disparition de tous ces symptômes, notamment de l'hémoptysie qui ne revient que deux mois après, à l'époque menstruelle.

Mais, à son retour à Montpellier, la malade est reprise de sa toux quinteuse, avec expectoration sanguinolente.

Observation VI

(M. le professeur Rauzier. — Inédite)

X..., âgée de vingt-deux ans.

Pas d'antécédents dans la famille.

Très nerveuse dans son enfance, se marie à quinze ans ; deux ans après, fait une fausse couche. A vingt ans, nouvelle grossesse ; accouchement facile.

Pendant la grossesse des hémoptysies sont survenues, qui reparaissent pendant l'allaitement; dans le seul mois de jan-

vier 1900, on note 20 hémoptysies d'un demi-verre chacune.
Dans les intervalles, la malade est agacée par une petite toux
sèche, sans expectoration; quelques râles aux poumons. Bien
réglée, la malade est sujette à de fréquentes crises de nerfs.
L'état général est excellent; l'amaigrissement est à peine sensible, la température est normale, les urines ne contiennent
rien.

Observation VII

(M. le docteur Thieux. — Inédite)

X..., âgée de dix-huit ans.

Père alcoolique, mère nerveuse.

Réglée à quatorze ans : rien de saillant dans son passé
pathologique, rougeole et fièvre muqueuse à douze ans.

Depuis quatre ans le caractère s'est transformé : la malade
rit et pleure facilement, se laisse aller à des mélancolies subites,
est sujette aux migraines et à des douleurs dans les membres :
la vue est devenue moins claire.

Les 5 et 6 décembre 1898, la malade se plaint de la tête et
du ventre : l'inappétence est absolue : Il est survenu une toux
sèche et fatigante. Dans la nuit du 6 au 7 janvier, attaque
convulsive violente, avec quinte de toux et hémoptysies abondantes.

Appelé à ce moment, on me montre deux mouchoirs complètement imbibés d'un sang rouge, clair, et on m'apprend
que ses règles ne sont pas apparues depuis trente-trois jours.

La malade est dans un état léthargique complet avec anesthésie générale, résolution musculaire, respiration calme mais
à peine perceptible : le regard est fixe, les pupilles punctiformes
et immobiles, le réflexe cornéen aboli.

L'examen des poumons permet de constater une congestion
intense des deux bases : rien de suspect au sommet.

Le cœur est normal.

L'appareil digestif est intact, tous les autres organes fonctionnent régulièrement.

L'absence de signes positifs autres que la congestion des bases des poumons et le retard de la menstruation, l'état névropathique de la malade nous font porter le diagnostic d'hystérie.

Vingt quatre heures après tout était rentré dans l'ordre: nous en profitons pour rechercher plus attentivement les stigmates de la névrose et nous constatons l'abolition du réflexe pharyngien, la présence de zones hystérogènes, surtout dans la région ovarique, de l'hyperesthésie à la face interne des cuisses.

Après deux jours de repos au lit, guérison complète.

Depuis cette époque, rien n'est venu troubler un état de santé excellent.

Observation VIII

(TOSTIVINT. — Résumé).

Ch... (Augusta), vingt-six ans.

Père bien portant, mère morte à quarante-trois ans diabétique et bronchitique — une sœur phtisique.

Caractère irritable et coléreux.

Abcès ganglionnaires à treize ans, très mal réglée.

A dix-neuf ans, crache du sang pendant huit jours, abondamment et à maintes reprises dans la journée ; à vingt-deux ans, à la suite d'une émotion, nouvelles hémoptysies pendant trois semaines; à vingt-six ans, entre à l'hôpital pour des hémoptysies abondantes : elle remplissait deux ou trois crachoirs par jour d'un sang rose, non spumeux, mélangé de mucosités, sans fibres élastiques ni bacilles. L'hémoptysie est précédée et accompagnée d'une toux sèche, quinteuse, respiration haletante, dyspnée — points de côtés névralgiques disséminés sur le thorax, aux poumons quelques râles et une légère submatité au sommet gauche.

Rien au cœur. Pas de température.

Etat général chlorotique ; affaiblissement et amaigrissement. Anorexie.

Signes nerveux manifestes.

Aucun traitement ne réussit : on espère sur l'efficacité de la suggestion.

Observation IX

(Lucas-Championnière. — Résumée)

Malade âgé de trente-neuf ans, a fait à l'hôpital différents séjours pour bronchites avec hémoptysies. Stigmates hystériques nombreux.

Son bon état général, l'absence de signes d'auscultation persistants, sa guérison rapide après chaque poussée congestive ont fait penser à l'auteur à un état hystérique.

Observation X

(Pomme)

X.., âgée de dix-neuf ans, très nerveuse, mal réglée, hémoptysies considérables, ecchymoses, hémorragies multiples de la peau. Guérison par la balnéothérapie.

Observation XI

(Carre)

M.... Marie, quarante-neuf ans, sans antécédents.

A quarante ans, à la suite d'une colère, hémoptysies pendant huit jours.

A quarante-neuf ans, nouveaux crachements de sang avec attaques convulsives.

Signes hystériques très manifestes et très nombreux.

L'hémoptysie survient habituellement après une crise, le sang est rouge, aéré ; elle se reproduit trois fois par semaine pendant plusieurs mois en dehors de toute affection du cœur et des poumons, elle est indépendante de la menstruation, très régulière et alterne parfois avec épistaxis et hématémèses.

Etat général excellent.

Observation XII

(Huchard)

Malade de quatorze ans, crache du sang à la même heure depuis deux mois. Guérison trois mois après réapparition des mêmes phénomènes l'année suivante.

Signes hystériques manifestes.

Observations XIII et XIV

(Legrand du Saulle)

1° Jeune fille a antécédents de phtisie dans sa famille.

A eu des engorgements ganglionnaires dans son enfance et des migraines. Réglée à dix-huit ans. A cette époque, bronchite avec hémoptysies.

Entre à l'hôpital. On constate un peu d'affaiblissement du murmure respiratoire à l'un des sommets. Toux fréquente et quinteuse.

Hémoptysies fréquentes alternant avec hématémèses et accidents de fausse péritonite. Stigmates hystériques. Guérison.

3

2° Un homme qui entre à l'hôpital pour des symptômes de gastrite intense rebelle à tout traitement; cette gastrite s'arrête un jour sans cause, et alors apparaît une toux quinteuse avec hémoptysies peu abondantes, respiration saccadée et submatité légère dans la fosse sus-épineuse.

Diagnostic hésitant, quand un beau jour apparition d'une franche attaque d'hystérie. Guérison.

Observation XV
(Léon Petit)

Eugénie B..., vingt et un ans

Sans antécédents héréditaires ni personnels.

A dix-neuf ans, à la suite de ses règles, violentes hémoptysies : elle vomit le sang à pleine cuvette pendant dix jours.

En retournant dans son pays pour se soigner, elle est prise d'une violente bronchite qui fait songer à une phtisie galopante. Amélioration.

Onze mois après, au moment des menstrues, nouveau crachement de sang moins abondant, avec dyspnée, fièvre violente, sueurs nocturnes; les cinq médecins qui la voient concluent à une phtisie avec pronostic fatal à brève échéance.

Entre alors à l'hôpital.

État général très mauvais, mais signes de bronchite légère. Diagnostic de phtisie.

Disparaît de l'hôpital; deux ans après, M. Léon Petit la revoit complètement guérie et porte alors le diagnostic d'hémoptysie hystérique, confirmé, d'ailleurs, par de franches attaques convulsives.

Observations XVI, XVII et XVIII
(Debove)

1° G..., âgé de vingt-trois ans, étudiant en médecine.

Père bien portant, mère et sœur nerveuses.

A dix-neuf ans, après une série de débauches, signes manifestes de névrose avec attaques.

En 1878, bronchite du sommet droit avec points de côté et hémoptysies. Guérison.

En 1880, nouvelle poussée congestive : les crachements de sang durent vingt jours. Le professeur X... déclare le poumon droit complètement perdu. Guérison.

En 1882, M. Debove le voit et constate : toux continue, sans expectoration, points de côté mobiles ; rien à l'auscultation.

Guérison par balnothérapie et gavage.

2° Jeune fille passant pour phtisique avérée et reconnue telle par les plus grands médecins de Paris et d'Allemagne, M. Debove constate la mobilité des signes d'auscultation auxquels il attribue une origine nerveuse.

3° Demi-mondaine qui en 1880 consulte M. Debove pour crachements de sang, sueurs nocturnes, craquements humides au sommet gauche.

Deux ans après, guérison complète, malgré existence irrégulière.

Observations XIX, XX, XXI et XXII

(LAURENT)

1° Malheureux dégénéré à l'asile d'aliénés de Ville-Evrard, qui a présenté plusieurs attaques de grand mal avec paraplégies.

Crache le sang d'une façon presque périodique, et l'hémoptysie apparaît ordinairement à la fin de la crise. La moindre contrariété peut amener le retour de l'une ou de l'autre, cela presque comme le veut le malade.

2° Individu arrêté pendant les troubles suscités par l'élec-

tion du président Carnot, et passé à tabac par les agents.
Très nerveux.

Pendant deux nuits de suite, il fut pris d'hémoptysies
violentes avec dyspnée et inhalation extrême; on crut à
une granulie; deux jours après, guérison complète.

L'auscultation n'avait rien donné.

3° Un névropathe qui eut, à trois reprises, des hémoptysies
considérables : aux poumons, symptômes fugaces et incer-
tains. Guérison.

4° Dégénéré héréditaire, présentant de grandes attaques
d'hystérie pendant lesquelles il rendait le sang à flots. Ce
sang est rejeté avec une grande violence, au point d'écla-
bousser parfois le plafond de l'infirmerie. On a ausculté ce
malade nombre de fois, dans l'intervalle des attaques, immédiatement après l'attaque, jamais on n'a pu noter un fait
physique appréciable.

DIAGNOSTIC

Les erreurs de diagnostic ont été fréquentes dans les
divers cas qu'on a rapportés d'hémoptysies hystériques, celles
dont avaient été victimes les malades de Debove surtout sont
curieuses.

Un de ceux-ci a, en 1877, une bronchite déclarée spécifi-
que par un médecin des plus distingués : guérison complète.

En 1879, nouvelle bronchite : erreur nouvelle de diagnostic. Rétablissement.

En 1882, le professeur X..., consulté, trouve des lésions

considérables de phtisie au poumon droit. Désespéré et convaincu de sa condamnation à une mort prochaine, le malade se retire à la campagne. Quelques mois après, Debove le voit et le trouve guéri.

Une jeune fille, que les plus grands médecins de Paris et d'Allemagne avaient jugée phtisique, ne présentait à l'examen de Debove aucune lésion pulmonaire.

Chez une jeune fille soignée par Strümpel, on put penser à une actynomycose du poumon et de la colonne vertébrale, alors qu'il ne s'agisssait que d'hystérie.

Enfin, deux de nos malades, Jeanne surtout, avaient été proclamées tuberculeuses par les médecins qui les avaient examinées.

Pourquoi ces erreurs? A notre avis, elles tiennent, non pas tant ... x signes que présentent les faux tuberculeux, qu'à l'ignorance du syndrome que nous avons étudié, et qui pourtant n'est pas si rare qu'on le croit.

Il est certain que la première pensée du médecin appelé pour des hémoptysies est de les attribuer à l'affection tuberculeuse, même si elle n'est pas manifeste : il faut qu'il soit prévenu que la névrose peut, elle aussi, être incriminée, pour ne pas se prononcer à la hâte, et il doit songer que la seule différenciation possible se fera par l'examen de l'évolution de la maladie.

Il est surtout trois signes qui peuvent fausser le jugement du médecin : ce sont les sueurs nocturnes, les hémoptysies et les signes d'auscultation.

Nous avons vu dans le chapitre précédent que leur analyse minutieuse, leur corrélation et leur coexistence chez un névropathe donneront des résultats d'autant plus concluants qu'ils seront associés à l'analyse bactériologique des crachats, à une persistance ou à une fugacité des lésions pulmonaires, et à l'étude attentive de l'état général du malade.

Rappelons cependant la périodicité de l'hémoptysie nerveuse, son expuition assez facile, son abondance, l'absence de
bacilles et de fibres élastiques, caractères qu'on ne retrouve
pas dans l'hémoptysie tuberculeuse.

Rappelons aussi la fugacité des signes pulmonaires, et leur
coexistence avec des stigmates manifestes de névrose.

Mais si l'auscultation et la bactériologie sont négatives,
devons-nous et pouvons-nous éliminer la phtisie comme
cause efficiente probable? Nous n'hésitons pas à nous prononcer pour l'affirmative, car il nous semble qu'on a trop
élargi le cadre de l'hémoptysie tuberculeuse, quand on a
prétendu que celle-ci pouvait devancer de plusieurs années
les autres symptômes et apparaître au milieu d'une santé en
apparence excellente, sans lésion appréciable à l'auscultation, sans présence de microbes dans les crachats (Dieu-
lafoy, Lépine). Cette idée d'une hémorragie survenant sans
motifs perceptibles à nos moyens d'investigation, nous satis-
fait moins, nous l'avouons, que son assimilation à un de ces
troubles vaso-mateurs qui apparaissent dans l'hystérie: cette
interprétation nous paraîtrait rationnelle, elle expliquerait
avantageusement ces hémoptysies d'individus qui ne devien-
nent jamais tuberculeux et nous donnerait plus souvent à
nous autres, médecins, le droit de rassurer nos malades
quand ils ne sont que manifestement hystériques. Il n'est
guère de médecin, dit Debove, qui ne pourra se rappeler
l'observation de malades qui ont eu dans leur jeunesse des
crachements de sang, ont été plusieurs fois condamnés et
sont devenus par leur longévité un témoignage éclatant de
l'imperfection de notre art.

Le diagnostic d'avec les hémoptysies d'origine cardiaque
sera facile, car la lésion cardiaque ne s'accompagne de cette
complication que lorsqu'elle est nettement perceptible à notre
entendement.

Nous ne parlerons que pour les mentionner des crachements de sang que l'on peut observer dans l'évolution des
kystes hydatiques des poumons, de la gangrène pulmonaire,
de la syphilis et du cancer du poumon, de la dilatation bronchique — non plus de celles qui s'observent dans le mal de
Bright, l'artériosclérose, l'hémophilie, le purpura, certaines
maladies infectieuses graves, variole hémorragique, ictère
grave, etc. Ils sont, en effet, accompagnés de signes per-
mettant de nettement les différencier.

Une des observations que nous a permis de publier M. le
professeur Rauzier comporte une interprétation assez embar-
rassante sur le genèse des hémoptysies survenues chez la
religieuse: il est difficile, en effet, de les rattacher à l'infection paludique dont elle était atteinte, plutôt qu'à la névrose
hystérique, également manifeste chez elle. Quelle était la
part exacte des deux affections dans l'origine de ce symptôme? A notre avis, la régularité et la périodicité des
crachements de sang, la présence d'une toux quinteuse,
sèche, agaçante, présentant tous les signes de la toux hystériques, enfin, la constatation de stigmates névropathiques
manifestes, doivent faire incriminer la névrose comme cause
réelle.

Le diagnostic devient particulièrement épineux quand
l'hémoptysie se manifeste chez un hystérique en même temps
tuberculeux : les deux maladies en effet ne sont pas incompatibles, elles s'associeraient même assez fréquemment, d'après
M. le professeur Grasset, pour lequel l'hystérie ne serait
parfois qu'une manifestation de la diathèse tuberculeuse.
L'analyse de chacun des signes constatés ne suffirait pas à
les différencier, à les rapporter à la névrose plutôt qu'à la
phtisie.

L'hématémèse hystérique peut être très facilement confondue
avec l'hémoptysie de même nature : les deux manifestations

peuvent d'ailleurs coïncider chez le même individu. Toutefois dans la majorité des cas l'hémoptysie hystérique est précédée d'un accès de toux, que celle-ci soit sèche, monotone et agaçante, ou qu'elle consiste en une simple quinte expiratoire, provoquée par l'arrivée du sang dans la gorge. Ce sang est rouge, parfois aéré, coagulable.

Dans l'hématémèse, le vomissement se fait généralement sans effort ou s'accompagne de contractions spasmodiques du pharynx et de l'œsophage. De plus, dans ce dernier cas, le sang a des caractères spéciaux, il est dilué dans son dixième de salive (hémosialémèse) et présente dans le crachoir un aspect caractéristique bien décrit par MM. Josserand, Gelibert et Mathieu. « Il s'agit, dit M. Josserand, d'un liquide rouge, moins coloré que le sang normal, à couleur de sirop de ratanhia, incoagulable », parfois mélangé de mucus ou de particules alimentaires et se divisant en trois couches bien distinctes dans un verre conique.

Chez la femme la menstruation vient souvent obscurcir le diagnostic : que les règles s'arrêtent et que les hémoptysies apparaissent on n'hésitera pas à expliquer celles-ci par le trouble menstruel. Et, de fait, la suppression du flux menstruel explique fort bien la tendance du sang soumis à un excès de tension, à faire irruption au dehors par des orifices et des organes divers. Mais nous verrons dans le chapitre consacré à la pathogénie la démonstration de l'existence d'un groupe d'hémoptysies hystériques absolument indépendantes des règles.

PATHOGÉNIE

Le mode de production de l'hémoptysie dans l'hystérie a donné lieu à diverses interprétations, mais il nous semble aujourd'hui parfaitement élucidé.

La théorie utérine qui associe l'hémoptysie hystérique au molimen menstruel et la met sous sa dépendance, fut soutenue par Pomme, Briquet. « Peter (*Dict.* de Jaccoud, art. HÉMOR- RAGIE) avance que chez certaines femmes, principalement celles qui présentent un tempérament nerveux et chez les hystériques, on voit les menstrues remplacées pendant un temps plus ou moins long par des pertes de sang qui se produisent par le nez, par l'estomac et par l'appareil respiratoire. » Bernutz (*Dict.* de Jaccoud, art. HYSTÉRIE). le premier, s'élève contre ces idées et, « tout en admettant les rapports de l'hémoptysie névropathique avec les troubles menstruels, fait une large part à l'élément nerveux comme cause productrice » ; cette distinc- tion excellente est reprise et soutenue brillamment par Carre : « Beaucoup d'hystériques, dit-il, crachent le sang, mais comme ces malades sont pour la plupart sujettes à des troubles men- struels, on a généralement considéré à tort l'hémoptysie comme une dérivation du flux cataménial. »

Il est certain que, dans quelques cas, ces hémoptysies sont de simples suppléances du flux menstruel, qu'elles constituent des règles déviées. « L'arrêt brusque de la fonction men- struelle, dit Vulpian, ou sa suppression complète détermine sans doute un état de souffrance dans les parties vasomotri- ces des centres moteurs qui président à cette fonction et cet état de souffrance, se transmettant à d'autres centres moteurs, il en résulte des congestions. »

Mais la théorie utérine serait impuissante dans d'autres cas à expliquer ces hémorragies qui peuvent survenir chez des enfants non formées (Observation de Larbaud, 1882), chez des femmes bien réglées, ou chez des hommes, comme l'ont observé Voisin et Laurent ; elles ne peuvent donc être manifestement dans ce cas, dit Bernutz, « que le résultat de la perturbation imprimée par l'hystérie à l'hématopoièse et doivent être regardées comme le fait d'un trouble analogue à celui que cette névrose peut susciter dans toutes les fonctions de l'économie. »

L'influence du système nerveux nous paraît donc indéniable, elle a été mise en relief par Parrot, qui dans un remarquable travail sur les sueurs de sang névropathiques (*Gaz. hebd.*, 1859, p. 633) fait ressortir l'influence de l'hystérie sur la production d'hémorragies de toutes sortes. Magnus Huss, cité par Parrot, avait rapporté un fait identique, Ferron et Rathery, plus tard, relatent des phénomènes du même genre. Les physiologistes, notre illustre Claude Bernard, Brown-Sequard, Vulpian, prouvent d'une façon remarquable que les hémorragies pulmonaires produites par la section des deux pneumogastriques se reproduisent par l'excitation de certains points du système cérébral, tel que le pont de Varole, sous l'influence de certaines maladies de la moelle ou du cerveau, ou de certaines névroses (congestion cérébrale, atrophie musculaire progressive, épilepsie, chorée, hystérie). Toutes ces causes agissent en troublant le fonctionnement des nerfs vasomoteurs.

La moelle, point de départ des vasomoteurs, sous l'influence de l'hystérie, réagit sur le sympathique, d'où partent des filets nerveux vasomoteurs ; il se produit consécutivement une contraction des vaisseaux, une exagération de leur tonus, un spasme, un excès de tension de sang qui se traduira par une extravasation du sang. Cette opinion, exposée par Brown-Sequard, n'est pas admise par Vulpian, qui avec raison fait constater que l'hémoptysie n'est pas toujours consécutive à l'attaque et est le plus souvent indépendante. Pour lui, après la période active, après la crise, survient une période de réaction dans laquelle le pouvoir excito-moteur de la moelle se trouve affaibli : il se produit une paralysie vaso-motrice transitoire, une cessation du tonus des vaisseaux qui se tra duira, si elle est poussée assez loin par une dilatation exces-sive et des hémorragies.

Pourquoi cependant cette localisation sur les poumons (?), pourquoi l'hémoptysie au lieu d'une hémorragie survenant sur un point quelconque du corps humain ? Peut-être à cause de la richesse du double réseau vasculaire du poumon, à cause des connexions de celui-ci avec le cœur, à cause de la fragi-lité de sa couche endothéliale. C'est enfin peut-être à cause des conditions constitutionnelles qui nous échappent, qui rendent le poumon moins apte à résister, qui en font un organe de *minoris resistentiæ*.

La distinction de l'hémoptysie considérée comme règle déviée et de l'hémoptysie indépendante de tout trouble menstruel, semblent ainsi complètement justifiée : nous pou-vons même, à ces deux groupes d'hémoptysies hystériques, en ajouter un troisième et constituer alors trois grandes divisions. Nous aurons:

1° Les hémoptysies survenant au moment des règles, soit que celles-ci soient complètement supprimées, soit qu'elles soient diminuées d'abondance ; ce sont les vraies hémorra-gies supplémentaires qui se font par les diverses muqueuses bronchique, pituitaire ou stomacale ;

2° Les hémoptysies qui coïncident avec des menstrues nor-males, parfois même exagérées, et qui par ce fait ne pouvant être considérées comme des congestions compensatrices, ad-mettent forcément la participation de l'élément nerveux.

3° Enfin dans un troisième groupe nous considérerons les

hémoptysies qui sont indépendantes de toute menstruation, et manifestement provoquées par les perturbations vasomo- trices que l'hystérie apporte dans certains organismes.

MARCHE. — PRONOSTIC

La marche est très variable et très irrégulière, chez une de nos malades, guérison définitive et rapide; chez celle de Léon Petit, poussées violentes à des intervalles irréguliers, puis, un beau jour, tout rentre dans l'ordre. La durée est également sans règles fixes.

L'homme observé par Legrand du Saulle entrait chaque année à l'hôpital pour des congestions qui furent prises d'abord pour des bronchites spécifiques.

Un des malades de M. Debove, étudiant en médecine, fut examiné à plusieurs reprises par deux professeurs de la Faculté de Paris, pour la même affection, soumise à des alternatives d'amélioration et d'aggravation.

Généralement ces hémoptysies se reproduisent pendant de longues périodes et récidivent avec une grande facilité. « Sui- vant la loi bien connue, dit M. Gilles de la Tourette, que chez le même sujet les mêmes manifestations hystériques tendent toujours à revêtir les mêmes formes, et étant donnée aussi la ténacité de la diathèse vasomotrice, on ne s'éton- nera pas de voir des malades, pendant des mois et des années, présenter à des intervalles variables des hémoptysies jusqu'au jour où un incident imprévu change le cours de la névrose et la conduit vers un autre ordre de terminaison. »

Le pronostic est heureusement bénin. Le seul point noir est la possibilité de l'éclosion de la tuberculose par suite de la persistance des hémoptysies et de l'affaiblissement consécutif du malade, devenant ainsi moins aguerri contre l'infection. Les congestions pulmonaires répétées sont fort dangereuses, car elles désorganisent la vitalité du tissu pulmonaire qui se laissera facilement envahir par le bacille tuberculeux.

La phtisie et l'hystérie ne nous semblent pas, en effet, incompatibles, comme l'ont soutenu Pidoux, Leudet (de Rouen), et surtout Largaud dans sa thèse qui est un véritable plaidoyer en faveur de l'influence inhibitoire de l'hystérie sur la tuberculose du poumon. Nous croyons plutôt avec M. le professeur Grasset et M. Gilles de la Tourette, que l'association des deux maladies est bien loin d'être rare et que leur coexistence est plutôt en faveur d'un pronostic à redouter.

Par ses diverses localisations sur les viscères, la névrose amène une déchéance organique favorable à l'éclosion du tubercule et nous comprenons difficilement que beaucoup d'auteurs aient préconisé l'expectation dans les cas de phtisie associée à l'hystérie, alors qu'un traitement énergique et intensif de la névrose nous semblerait devoir apporter aux tissus frappés de désorganisation des matériaux capables de leur redonner la vitalité nécessaire et par suite des moyens de résister à l'envahissement du bacille ou à sa progression.

Nous avouons cependant que le problème est loin d'être élucidé par les arguments contradictoires mis en avant par les auteurs de l'expectation ou de l'intervention ; il exige encore l'observation de plusieurs malades chez lesquels la tuberculose et l'hystérie seront associées.

TRAITEMENT

Le traitement devra comprendre une médication générale s'adressant à l'état névropathique, et une médication spéciale destinée à combattre les localisations de l'hystérie sur les viscères.

Nous interviendrons pour notre part d'une façon constante, que l'hystérie soit seule ou qu'elle soit associé à la phtisie : nous ne comprenons ni n'admettons que dans, ce dernier cas, « le traitement intempestif de l'élément nerveux amène une tuberculose aiguë généralisé ou une phtisie galopante (Monneret).

Partant de l'idée universellement adoptée de nos jours que toute maladie débilitante favorise l'apparition d'une autre, nous nous adresserons aux divers moyens thérapeutiques préconisés contre l'hystérie : hydrothérapie, isolement, électrothérapie.

Contre l'hémoptysie elle-même nous aurons recours aux médications employées en pareille occurrence, glace, ergotine, repos, etc. : elles sont malheureusement souvent inefficaces.

Mais une thérapeutique nous semble surtout devoir s'imposer, c'est la thérapeutique hypno-suggestive. Des expérimentateurs ont pu provoquer des hémorragies de la peau par somnambulisme (Bourru et Burd, Société de Biologie, 1885).

Un malade dont l'observation est rapportée par Mabille et Ramadier pouvait se donner des hémorragies sous-cutanées par auto-suggestion. Pareille expérience fut souvent faite par Pickmann sur lui-même dans ses représentations d'hypnotisme.

De ce que la suggestion peut produire des troubles aussi

variés, il nous paraît logique d'admettre qu'elle puisse, dans d'autres conditions, produire l'arrêt de ces troubles. En effet Bernheim (1), Gascard (2), Journée (3), ont réalisé cette conception en rétablissant le flux menstruel ou en arrêtant des métrorragies par suggestion. Huchard (4), Gelibert (5) ont guéri des hémoptysies et des hématémèses par le sommeil hypnotique.

La suggestion est donc la seule médication réellement capable de donner des résultats et, quoiqu'elle ait été assez rarement essayée, c'est à elle que nous devons recourir quand l'hémoptysie par sa ténacité, sa répétition, peut amener une profonde perturbation dans l'état général du malade. Nous emploierons la suggestion sous ses différentes formes : les pilules de mica spanis ont souvent donné des résultats surprenants ; les pilules de bleu de méthylène seraient encore plus merveilleuses pour M. Pitres (6), « parce que d'abord elles portent un beau nom, résonnant bien à l'oreille ; ensuite la coloration bleue qu'elles communiquent aux urines contribue pour une part à donner aux malades l'illusion qu'elles agissent profondément sur leur organisme. »

Mais c'est surtout la suggestion dans le sommeil hypnotique qui donnera les résultats les plus sûrs. Nous éviterons les sérieux inconvénients qu'on lui reproche parfois de provoquer en ne la tentant que sur des malades dont on aura fait une étude approfondie, et en ne l'employant qu'avec les plus grand ménagements, ayant toujours à l'esprit ces belles et judicieuses paroles de M. Pitres: « Soyons médecin, ne soyons pas charlatan. »

(1) Bernheim, Congrès de Toulouse, 1887.
(2) Gascard, Congrès de l'hypnotisme. Paris, 1889.
(3) Journée, *Revue de l'hypnotisme*, 1889.
(4) Huchard, *Traité des névroses.*
(5) Gelibert. Thèse de Paris. *De l'hémosialémèse.*
(6) Pitres, *Archives cliniques de Bordeaux*, 7 juillet 1894.

CONCLUSIONS

Des considérations auxquelles nous nous sommes livré dans le cours de l'étude du syndrome clinique « hystérie pulmonaire », nous pouvons tirer les conclusions suivantes :

I. — L'influence de la névrose hystérique sur la production d'hémorragies, notamment d'hémorragies pulmonaires, est indéniable.

II. — Malgré l'absence de caractères cliniques nets et précis de l'hémoptysie hystérique, celle-ci peut le plus souvent se diagnostiquer par un examen minutieux et soutenu du malade.

III. — Le diagnostic a une importance considérable au point de vue des méprises et des erreurs à éviter.

IV. — La seule médication à instituer est la suggestion associée au traitement général de la névrose.

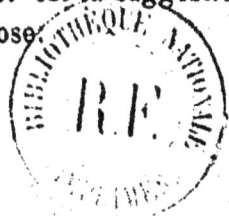

INDEX BIBLIOGRAPHIQUE.

GRASSET et RAUZIER. — Traité des maladies nerveuses, t. II.

PITRES. — L'hystérie et l'hypnotisme.

GILLES DE LA TOURETTE. — L'hystérie.

LEGRAND DU SAULLE. — Les hystériques.

TROUSSEAU. — Clinique médicale, t. I.

VULPIAN. — Leçons sur l'appareil vaso-moteur, t. II.

PARROT. — Sueurs de sang névropathiques (Gazette hebdomadaire, 1859).

CARRE. — Des hémoptysies nerveuses (Archives de médecine, 1877).

DEBOVE. — Hystérie pulmonaire (Union médicale, 1883).

LAURENT. — Encéphale, 1889 (Indépendance médicale, 1895).

JOSSERAND. — Pseudo-hémoptysies d'origine hystérique (Mercredi médical, 1893).

STRUMPELL. — Monatschrift für Unfallheilkünde.

TOSTIVINT. — Hystérie pulmonaire, 1888 (Thèse Paris).

PETER et BERNUTZ. — Articles du Dictionnaire de Jaccoud (Hémorragie) et (Hystérie).

BERNHEIM. — Des applications de la suggestion à la thérapeutique (Congrès de Toulouse, 1887).

GASCARD. — Troubles de la menstruation et suggestion (Congrès de l'hypnotisme. Paris, 1889).

GELIBERT. — De l'hémosialenièse (Thèse de Paris, 1898).

CHARCOT et RICHER. — Les démoniaques dans l'art.

FRANCK. — Traité de médecine pratique, 1820.

POMME. — Traité des affections vaporeuses des deux sexes.

PETIT. — Journal de médecine de Paris, 6 mai 1888.

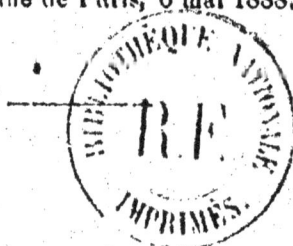

4

SERMENT

En présence des Maîtres de cette École, de mes chers condisciples et devant l'effigie d'Hippocrate, je promets et je jure, au nom de l'Être suprême, d'être fidèle aux lois de l'honneur et de la probité dans l'exercice de la médecine. Je donnerai mes soins gratuits à l'indigent, et n'exigerai jamais un salaire au-dessus de mon travail. Admis dans l'intérieur des maisons, mes yeux ne verront pas ce qui s'y passe, ma langue taira les secrets qui me seront confiés, et mon état ne servira pas à corrompre les mœurs ni à favoriser le crime. Respectueux et reconnaissant envers mes Maîtres, je rendrai à leurs enfants l'instruction que j'ai reçue de leurs pères.

Que les hommes m'accordent leur estime, si je suis fidèle à mes promesses! Que je sois couvert d'opprobre et méprisé de mes confrères, si j'y manque!

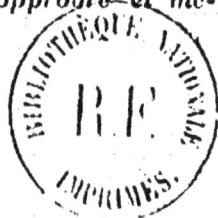

www.ingramcontent.com/pod-product-compliance
Lightning Source LLC
Chambersburg PA
CBHW071328200326
41520CB00013B/2914